# Über die mögliche Entstehung der

# Amyotrophen Lateral Sklerose

**Dr. Michael Hoffmann**

Mit freundlicher Unterstützung des

**Instituts für Wissenschaftliche Medizin**

**Düsseldorf**

## Über den Autor

Dr. Michael Hoffmann ist promovierter Biologe. Durch seine Fachkenntnisse aus den Bereichen Entwicklungsbiologie und Epithelentwicklung, sowie Mitochondrienfunktion, Alterung und Stoffwechsel konnte er eine Hypothese zur Entstehung der Amyotrophen Lateral Sklerose kombinieren, die in diesem Buch erstmals in deutscher Sprache vorgestellt wird.

Bereits in englischer Sprache sind erschienen:

Hoffmann, M. *Enhanced Uncoupling of the Mitochondrial Respiratory Chain as a Potential Source for Amyotrophic Lateral Sclerosis*. Front. Neurol. (2013). doi: 10.3389/fneur.2013.00086

Hoffmann, M. *Vicious Circle of Metaboreflex Dysregulation in Amyotrophic Lateral Sclerosis*. AASCIT comm. (2014). Vol.1 (2), July 2014.

# Vorwort

Die amyotrophe lateral Sklerose (ALS) ist eine neurodegenerative Erkrankung, welche durch den variabel verlaufenden progressiven Untergang der Motoneurone gekennzeichnet ist. Mit einer jährlichen Inzidenz von etwa 1-2:100.000 ist die ALS eine der häufigsten Erkrankung, die das zentrale Nervensystem beeinträchtigt. Durch den bisherigen Mangel an geeigneten Therapien ist die ALS zudem auch ein stark bearbeitetes Thema.

Die genaue Ursache der ALS ist allerdings trotz intensiver Bemühungen noch nicht aufgeklärt worden, jedoch rücken biochemische Veränderungen der Mitochondrienfunktion im Skelettmuskel als möglicher Pathomechanismus in den Fokus der Wissenschaft.

Eine fundamentale Rolle wird hierbei den mitochondrialen Entkopplern (*uncoupling proteins*, UCPs) zu gesprochen, welche unter normalen Bedingungen intrazelluläre Schäden verhindern, indem sie die Entstehung von freien Radikalen bei der Zellatmung auf Kosten der

Produktion von Energie in Form von Adenosintriphosphat (ATP) unterdrücken.

Dies geschieht beispielsweise bei verstärkter körperlicher Aktivität, wenn durch den abfallenden pH-Wert in den Muskelzellen das sympathische Nervensystem (SNS) aktiviert wird und somit vermehrt Sauerstoff in die Muskelzellen gelangen kann.

Eine Bereitstellung von Sauerstoff für die plötzliche Einsatzbereitschaft der Muskelzellen kann insbesondere auch durch den Mechanismus der akuten Stressantwort, auch *fight-or-flight response* genannt, geschehen. Dieser Mechanismus greift der körperlichen Aktivität und dem damit verbundenen erhöhten ATP-Bedarf molekularbiologisch *quasi* vor. Auch hierbei wird die Balance zwischen ATP-Generierung und Radikalproduktion durch UCPs reguliert.

Neuere Erkenntnisse liefern Hinweise, dass es bei einer unspezifischen Aktivierung der UCPs in den Muskelzellen eine Feedbackschleife entsteht, welche systemisch eine akute

Stressantwort auslöst und möglicherweise aufrecht erhält.

In diesem Buch werden die Erkenntnisse über die Zusammenhänge der UCPs und dem SNS zusammengefasst und ein Ausblick gegeben, wie eine Degeneration der Motoneurone und somit die ALS ausgehend von der UCP Aktivität in Muskelzellen potentiell entstehen könnte.

# Einleitung

Bereits seit den frühen 80er Jahren wird versucht zu verstehen, warum die Inzidenz für ALS in bestimmten Personengruppen erhöht zu sein scheint. Problematisch für die Diskussion dieser Daten ist zum einen die insgesamt geringe Fallzahl in den jeweiligen Studien, und zum anderen der Versuch einer Reduktion des Verhaltens von Personen oder Personengruppen auf eine bestimmte Tätigkeit.

Schwierigkeiten ergeben sich zum Beispiel bereits dadurch, einen Menschen als Sportler zu definieren, und in welchem Umfang und Intensität diese Tätigkeit überhaupt für die genaue Definition ausgeübt sein muss.

Auch die Tatsache, dass sich Meldungen über eine erhöhte ALS-Inzidenz in solchen bestimmten Personengruppen über die Jahrzehnte hinweg häufen sagt nicht aus, dass es sich auch tatsächlich um ein erhöhtes Auftreten handeln muss, sondern kann auch das Resultat einer falschen erhöhten Aufmerksamkeit auf eben genau diesen Aspekt interpretiert werden.

Bisher sind alle Versuche, eine geeignete Therapie bei ALS zu etablieren auch dadurch gescheitert, weil die Ursache dieser fatalen Erkrankung nicht isoliert werden konnte. Tierversuche an Mäusen oder Ratten sind dabei erhöht kritisch zu betrachten, unter anderem auch weil die Kontrolle der Motorik beim Menschen und bei Primaten über pyramidal organisierte Signaltransduktionswege geschieht, wohingegen bei anderen Säugetieren ein extrapyramidaler Eingang auf das untere Motoneuron (*lower motor neuron*, LMN) fehlt.

Das untere Motoneuron zeigt bei einer ALS eine starke Beteiligung, welche sich pathologisch durch Hyperreflexie äußert, da bei Defekten im LMN der inhibitorische Einfluss auf das obere Motoneuron (*upper motor neuron*, UMN) verstärkt ausbleibt.

Auch Experimente an Zellkulturzellen, in den meisten Fällen isolierte neurale Zelltypen, sind im Bezug auf die Nutzbarkeit als Modellsystem für die ALS kritisch zu betrachten, da es sich bei der ALS um eine systemische Erkrankung handelt, die ihre Ursache eben nicht ausschließlich im zentralen Nervensystem hat.

In diesem Zusammenhang wurde zum Beispiel der Einfluss nicht-neuraler Zellen, insbesondere der Muskelzellen im Zusammenhang mit der der Entstehung von ALS beschrieben.

In diesem Buch werden zum Ersten als ein Thema die mitochondrialen Entkoppler (*uncoupling proteins,* UCPs), welche sowohl im Skelettmuskel als auch in Neuronen wirken können, als zentrale ursächliche Komponente der ALS im Einzelnen beschrieben.

Zum Zweiten wird beschrieben, wie bei körperlicher Aktivität im Muskel das sympathische Nervensystem (SNS) angeregt wird. Aus der Diskussion dieser zwei Punkte leitet sich die Kernhypothese dieses Buches her nämlich, dass eine Ursache der sporadischen ALS von erhöhter Aktivität der UCPs in Muskelzellen ausgeht.

Dieses Buch gliedert sich daher in die folgenden Kapitel:

**Kapitel I**

**Regulatoren der Atmungskette**

**Was sind mitochondriale Entkoppler?**

**Kapitel II**

**Körperliche Anstrengung - Was ist die MSNA und das SNS?**

**Kapitel III**

**Wie können die MSNA, das SNS und die UCPs bei einer ALS inhibiert werden?**

# Kapitel I

## Regulatoren der Atmungskette - Was sind mitochondriale Entkoppler?

Die Mitochondrien sind der Hauptentstehungsort für Adenosintriphosphat (ATP), welches als Energieträger für zellbiologische Prozesse essentiell ist. Über 98% der benötigten zellulären ATP-Reserven entstehen in den Mitochondrien dadurch, dass insbesondere über die Reduktionsäquivalente NADH und $FADH_2$, welche aus diversen katabolen Stoffwechselwegen entstehen, Elektronen in die Atmungskette eingeschleust werden.

Die Atmungskette lokalisiert in beziehungsweise auch an der inneren Mitochondrienmembran und besteht aus fünf Atmungskettenkomplexen, wobei die eingeschleusten Elektronen diese Komplexe "durchwandern" und auf molekularen Sauerstoff übertragen werden.

Auf dieser Wanderung der Elektronen wird bereits chemische Energie erzeugt, welche direkt benutzt wird um durch den Export von $H^+$ Ionen aus der kompartimentierten mitochondrialen Matrix einen Gradienten über die innere Membran aufzubauen.

ATP entsteht schließlich dadurch, dass die Protonen über eine Schleuse dem Zug des Gradienten folgen können und dadurch am Komplex V ein ATP-generierendes Enzym antreiben, und die Elektronen auf Sauerstoff übertragen werden (siehe Abbildung 1).

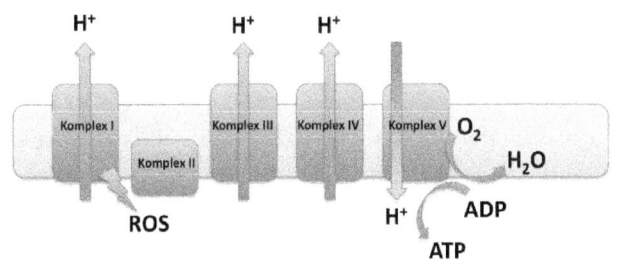

**Abb.1**: Schematische Übersicht zur Darstellung des Wirkungsprinzips der Atmungskette

Elektronen sind hochreaktive Partikel, welche auch innerhalb der Atmungskette bei ihrer

Wanderung niemals frei vorliegen, sondern immer an bestimmte Transporterproteine chemisch gebunden sind, zum Beispiel Ubichinone und Cytochrome.

Bei der Übertragung zwischen den Transportern kann es vorkommen, dass ein Elektron nicht auf das vorgesehene Zielprotein übertragen wird, sondern diesem System entkommt und unmittelbar mit beliebigen anderen Molekülen reagiert.

Hierdurch kann reaktive Sauerstoffspezies (*reactive oxygen species*, ROS) entstehen, welche wie der Name bereits ausdrückt hochreaktiv ist und zelluläre Bestandteile schädigen kann.

Die Entstehung von ROS unter physiologischen Bedingungen hält sich in engen Grenzen und wird durch zahlreiche Schutzmechanismen reguliert. Beispielsweise sind Antioxidantien in der Lage, unter anderem durch Präsentation einer reagierbaren Doppelbindung, freie Radikale aufzufangen, aber auch verschiedene Enzymklassen sind darauf spezialisiert, ROS zu entschärfen.

Das Mitochondrium beziehungsweise das mitochondriale Netzwerk ist unter bestimmten Voraussetzungen in der Lage, die Aktivität der Atmungskette durch das sogenannte Entkoppeln anzupassen. Das Resultat dieser Entkopplung ist, dass der Protonengradient stark erniedrigt wird und die Energie der Elektronen als Wärme frei gesetzt werden kann. Die Atmungskette wird also von ihrer Fähigkeit zur ATP-Produktion entkoppelt.

Ein Nebeneffekt des Entkoppelns in den Muskelzellen ist ein Abfall des pH Wertes, welches die muskuläre sympathische Nervenaktivität (*muscle sympathetic nerve activity*, MSNA) erhöht, was wegen der besonderen Bedeutung hier bereits erwähnt und zu einem späteren Zeitpunkt noch genauer erläutert werden soll (1, 2).

Ein eigentlicher Sinn des Entkoppelns zeigt sich auch dann, wenn tatsächlich Wärme benötigt wird, zum Beispiel für den Fall dass die Umgebungstemperatur sinkt und ein homoiothermer Organismus zur Aufrechterhaltung seiner Körpertemperatur gegensteuern muss.

Außer im Skelettmuskel findet das Entkoppeln auch im braunen Fettgewebe (*brown adipose tissue*, BAT) statt, so dass dem Fettgewebe neben einer Isolierfunktion auch eine aktive Wärmebildung zugesprochen werden darf (3, 4).

Es sollte an dieser Stelle angemerkt werden, dass die mitochondriale ATP Produktion nur den Energiebedarf in der jeweiligen Zelle reguliert. Es ist nicht möglich, Energie in Form von ATP aus anderen Zellen irgendwo sonst im Körper zu erhalten.

Jede Zelle ist so betrachtet autark. Systemisch kann bis zu einem gewissen Grad alternativ Energie in Form von Glucose oder Fettsäuren über das Blut bereitgestellt werden.

Wenn eine Zelle stimuliert wird, die Atmungskette zu entkoppeln, führt das zwangsläufig zu einem Abfall in der Energieproduktion und kann durch Zufuhr von Glukose zur Gewinnung von ATP über die Glykolyse bei nicht-entarteten Zellen nur sehr kurzfristig und minimal abgemildert werden.

Insbesondere Motoneurone sind sehr sensitiv gegenüber einer Reduktion der ATP Produktion. Es konnte bereits gezeigt werden, dass Motoneurone rapide absterben, sobald dort die Atmungskette verstärkt entkoppelt wird (5, 6).

Das Entkoppeln der Atmungskette geschieht durch spezielle Proteine, den Entkopplern (uncoupling *proteins,* UCPs). Bisher sind im menschlichen System fünf verschiedene UCPs näher charakterisiert worden, wobei es experimentelle Schwierigkeiten gibt direkt nachzuweisen, dass ein Protein die Atmungskette aktiv entkoppelt.

Indirekte Hinweise für das Entkoppeln der Atmungskette ergeben sich aus den zu erwartenden Konsequenzen dieser Aktion, beispielsweise einer abfallenden ATP-Produktion oder einem veränderten Protonengradienten über der inneren Mitochondrienmembran, was durch gewisse kationische Farbstoffe wie beispielsweise TMRM (Tetramethylrhodamine-Methyl-Ester) *in vivo* nachgewiesen werden kann (7, 8).

Ebenso erweist es sich generell als hilfreich festzustellen, dass ein Protein auch physikalisch an den Atmungskettenkomplexen lokalisiert, um Entkopplungsaktivität zu zeigen (4).

Nicht zuletzt kann durch mitochondriales Entkoppeln der Entstehung von ROS entgegengewirkt werden, was eine weitere sehr wichtige Funktion der Entkoppler darstellt (9).

Das systemische beziehungsweise anatomische Expressionsprofil der Entkoppler ist außerordentlich dynamisch und komplex, auch aufgrund ihrer wichtigen Rolle bei der Regulation der Atmungskettenaktivität.

Je nach Zeitpunkt in der Entwicklung sowie von Organismus zu Organismus unterschiedlich sind jeweils andere Entkoppler aktiv, zudem wurde eine Gewebsspezifität nachgewiesen (10, 11).

Für den Aspekt zur Entstehung einer amyotrophen lateral Sklerose (ALS) im frühadulten oder adulten Menschen unter Beteiligung des Muskelgewebes und des Nervensystems soll für die Beschreibung der UCP

Aktionen folgend daher auch genau auf diese Aspekte fokussiert werden.

Wie bereits oben erwähnt reduziert mitochondriales Entkoppeln gleichzeitig die Produktion von ROS sowie die Generierung von ATP.

Neben der so betrachtet "gewollten" Entkopplung der Mitochondrien bei Kälte sind bereits zahlreiche Konditionen beschrieben worden, die ebenfalls das Entkoppeln induzieren können.

Hierzu zählt insbesondere zellulärer Stress, welcher in verschiedenen Situationen auftreten kann. Bestimmte Substanzen sind in der Lage, den ROS-Level in einer Zelle erhöhen (12). In solch einem Fall wird mitochondriales Entkoppeln aktiviert, um den möglichen Schäden durch ROS entgegen zu wirken.

Zu dem Abwehrrepertoire gegen ROS zählen zudem Enzyme aus den Proteinfamilien Superoxid-Dismutase (SOD) und Glutathion S-Transferase (GST).

Unterschiedliche Mutationen in den entsprechenden Genen, welche die Einsatzbereitschaft dieser Enzyme modulieren, sind in neurodegenerativen Erkrankungen beschrieben worden.

Die Anfälligkeit von SOD-mutanten Modellen zeigt sich auch in der Ausprägung eines ALS ähnlichen Phänotyps, und für Patienten mit einer familiären ALS konnte eine gehäufte Mutation im SOD Gen nachgewiesen werden (13, 14).

Eine verminderte Kapazität in der Bekämpfung von ROS scheint also an der Pathogenese mancher ALS Formen beteiligt zu sein.

Diese Beobachtung kann in den direkten Kontext der Entkopplungsaktivität gebracht werden, da eine verminderte Abwehrkapazität anderer Systeme, wie der des SOD oder des GST, eine Hochregulation der Entkoppler bewirkt, um die Gefahr der ROS-Entstehung bei der Energiegewinnung zu kompensieren.

Ein fundamentales Prinzip hierbei ist, dass ein Energieverlust durch die Aktivität der Entkoppler weniger schwer wiegt als eine erhöhte Gefahr der Entstehung durch ROS.

> "Ein fundamentales Prinzip ist, dass der Energieverlust durch das Entkoppeln weniger schwer wiegt als die mögliche Entstehung von ROS."

Mitochondriales Entkoppeln kann auch durch die Aufnahme toxischer Substanzen induziert werden. Manche dieser Substanzen wurden in der Vergangenheit bereits als mögliche Auslöser für eine ALS vermutet, beispielsweise Selen (15, 16), Quecksilber (17, 18) oder Cadmium (19, 20).

Es muss kritisch angemerkt werden, dass der Nachweis einer auch langfristigen Exposition gegenüber solchen Substanzen sehr schwierig ist (21).

Des Weiteren ist noch vollkommen unklar, wie lange und wie intensiv eine Substanz überhaupt einwirken muss, um ein Entkoppeln im menschlichen Körper in der Weise zu modulieren, dass sich daraus eine ALS entwickeln könnte.

Es existieren auch keinerlei sichere Hinweise, in welchem zeitlichen Abstand die Exposition der Substanzen zur Initiation einer ALS steht. Aus den wenigen existierenden Studien, die einen möglichen zeitlichen Rahmen ableiten lassen, könnte man von einer Zeitspanne im Bereich mehrerer Jahren sprechen, die zwischen einer toxischen Exposition und der Ausprägung einer ALS liegen.

Jedoch ist bemerkenswert, dass entsprechende Studien nicht unter der Prämisse entstanden sind, mitochondriales Entkoppeln als Ursache für die Entstehung einer ALS zu isolieren, sondern um die Möglichkeit zu beschreiben, durch Exposition von gewissen Substanzen eine ALS erleiden zu können und somit riskante Faktoren zu identifizieren (siehe Tabelle 1).

| UCP inuzierende Substanzen | Bezug zur ALS |
|---|---|
| Selen | möglicher Auslöser |
| Beta Adrenerge Agonisten | Muskelschwund |
| Schilddrüsenhormone | ALS Mimick |
| Hydroxynonenal (4-HNE) | Ist in ALS erhöht |
| Noradrenalin | Ist in ALS erhöht |
| Pestizide | möglicher Auslöser |
| Schwermetalle | möglicher Auslöser |
| DNP | möglicher Auslöser |
| Elektrizität | möglicher Auslöser |

**Tab.1**: Gegenüberstellung der UCP induzierenden Substanzen und ihr Bezug zur ALS

So wurde bereits im Jahr 1977 beschrieben, dass Selen unter bestimmten Bedingungen eine ALS auslösen kann, und erst später wurde nachgewiesen, dass Selen die Atmungskette entkoppelt (15, 16).

Ebenso wurde dokumentiert, dass die Substanz 4-HNE in ALS Patienten erhöht ist, und erst später sowie unabhängig davon wurde ihr Entkopplunsgpotential dargestellt (22, 23). Somit kann prinzipiell ausgeschlossen werden, dass sich vermehrt Studien mit Entkopplern und der Entstehung von ALS befasst haben und nur deshalb und zufällig auch fündig geworden sind.

In sehr treffender Weise wurde bereits dokumentiert, dass der Einsatz des Entkopplers FCCP in gesunden Probanden die Atmungskette entkoppelt und zu einer starken Erhöhung der Sauerstoffrate führt. In ALS Patienten jedoch gelingt es FCCP nur annäherungsweise, die Sauerstoffrate zu erhöhen (24). Eine Ursache dieses Phänomens ist erklärbar dadurch, dass in ALS Patienten bereits verstärkt entkoppelt wird und das System somit an einem physiologischen Limit angelangt ist.

Tatsächlich konnte bereits im Jahr 2003 gezeigt werden, dass in Skelettmuskeln von ALS Patienten die UCP Aktivität erhöht ist (7). Des Weiteren wurde in wirbellosen ALS Modellen ebenfalls eine Hochregulation von UCP beobachtet (25). Und schließlich konnte in einer aktuellen Studie eine durch erhöhte UCPs induzierte gesteigerte Progression bei einer ALS beschrieben werden (26).

In diesem Zusammenhang soll auch erwähnt werden, dass in zahlreichen Studien eine erhöhte ALS Inzidenz in Männern beschrieben worden ist (27-29). Das ist insofern bemerkenswert, weil sich auch hier eine Verknüpfung von der ALS Inzidenz zu den UCPs herleiten lässt.

Neben Annahmen, dass hormonelle Faktoren oder Verhaltensunterschiede von Männern gegenüber Frauen eine Ursache sein könnte wurde auch festgestellt, dass die Entkopplungsaktivität in Männern *per se* erhöht ist, was sie im Kontext der hier präsentierten Hypothese somit anfälliger machen könnte für die Ausprägung einer ALS (30, 31).

Bei einigen Personengruppen ist es eine verbreitete Verhaltensweise vorsätzlich Substanzen einzunehmen, welche die Atmungskette entkoppeln um eine Erhöhung des Energieverbrauchs aus ästhetischen Gründen zu erreichen, z.B. um Fettreserven zu reduzieren.

Als mehr oder weniger üblich hat sich in der längeren Vergangenheit der Einsatz des 2,4-Dinitrophenol (DNP) erwiesen. Denn durch wiederkehrendes verstärktes Entkoppeln der Atmungskette steigt der Energiebedarf in den Zellen, welche mittel- bis langfristig die energiereichen Fettreserven benutzten, um diesen Bedarf decken zu können (32, 33).

Interessanter Weise zeigen genau diese Personengruppen, welche generell eher solche Entkoppler wie DNP einsetzen als der Durchschnitt der Bevölkerung, eine erhöhte ALS Inzidenz.

Dieses sind im speziellen aktive und professionelle Bodybuilder, welche durch Entkoppler die Fettreserven ihrer Körper abbauen möchten (34). Es scheint also aber auch möglich, durch Fettreserven eine erhöhte Aktivität von Entkopplern bis zu einem unbestimmten Grad entgegen zu wirken.

Schwierigkeiten, nur diesen einen Sachverhalt alleine betrachtend und ausreichend im Bezug auf ALS Entstehung zu interpretieren ergeben sich unter anderem durch die insgesamt geringe Fallzahl und die Schwierigkeit den genauen Nachweis zu führen, dass DNP tatsächlich und wenn ja in welcher Konzentration und über welchen Zeitraum eingenommen worden ist.

Eingefügt in das größere Bild der hier vorgestellten Hypothese des Zusammenhangs von mitochondrialem Entkoppeln und der ALS Inzidenz können die angeführten Studien jedoch als Untermauerung dienen bekannte oder vermutete Mechanismen des mitochondrialen Entkoppelns kausal mit dem Auftreten von ALS zu verknüpfen.

**Kapitel II**

**Körperliche Anstrengung - Was ist die MSNA und das SNS?**

Da in der Vergangenheit zahlreiche Studien einen Zusammenhang von körperlicher Aktivität und der Entstehung einer ALS suggerierten, soll in diesem Abschnitt die mögliche Ursache in Zusammenhang mit mitochondrialem Entkoppeln und der Aktivität des Nervensystems wie folgt hergeleitet werden.

Um hohe Energiemengen in Form von ATP bei körperlicher Höchstleistung generieren zu können, verstärkt sich die mitochondriale Atmungskette in den Skelettmuskeln. Damit die Atmungskette grundsätzlich in der Lage ist, ATP zu bilden, muss molekularer Sauerstoff als Elektronenakzeptor in ausreichender Menge vorliegen.

Der erhöhte Bedarf von Sauerstoff in den Skelettmuskeln wird vom sympathischen Nervensystem (*sympathetic nervous system*, SNS) erkannt, welches bei körperlicher Bewegung oder Arbeit aktiviert wird (35).

Das SNS reguliert zahlreiche Funktionen im Körper, unter anderem die Erhöhung des Blutdrucks und des Herzschlags sowie eine Weitung der Arterien. Bei körperlicher Anstrengung steigt die muskuläre sympathische Nervenaktivität (*muscle sympathetic nerve activity*, MSNA) an, und das SNS reagiert auf diesen Befehl entsprechend wie oben Beschrieben (1). Für eine Übersicht sind MSNA modulierende Faktoren in Tabelle 2 zusammengefasst.

| MSNA modulierende Faktoren | Bezug zur ALS |
|---|---|
| Alter | ALS Inzidenz steigt mit zunehmenden Alter an |
| Gähnen | ALS Patienten zeigen oftmals Zwangsgähnen |
| Muskelkontraktion | ALS Inzidenz bei Sportlern ist höher |
| Geschlecht | ALS Inzidenz ist bei Männern erhöht |
| UCP Aktivität | postulierter Auslöser |

**Tab.2** : Gegenüberstellung von MSNA modulierenden Faktoren und deren Bezug zur ALS

Es existiert zudem ein Mechanismus, welcher dem erhöhten Bedarf von Sauerstoff aufgrund einer zu erwartenden körperlichen Anstrengung quasi vorgreift.

Dieser Mechanismus ist im gesamten Tierreich hochkonserviert, und wird akute Stressantwort oder auch Kampf-oder-Flucht Reaktion (*fight or flight response*) genannt.

Die akute Stressantwort wird immer dann benötigt, wenn plötzlich und in erhöhtem Umfang die Skelettmuskeln arbeiten sollen beziehungsweise müssen, da zum Beispiel eine lebensbedrohende Situation erkannt wird.

Auf physiologischer Ebene sind Adrenalin und Noradrenalin die Hauptkomponenten der durch das SNS vermittelten Stressantwort, welche in erster Linie die Aktivität derjenigen Gewebe modulieren welche adrenergene Rezeptoren ausprägen, wie beispielsweise Blutgefäße, Muskeln oder braunes Fettgewebe.

Interessanterweise wurde in zahlreichen Studien festgehalten, dass in ALS Patienten verschiedene Parameter einer erhöhten SNS Aktivität vorliegen (36-40). Zum Beispiel können Obstipation, vermehrte Speichelproduktion und das häufig beschriebene Zwangsgähnen bei ALS

Patienten direkte Konsequenzen dieser chronisch erhöhten SNS Aktivität darstellen.

Bereits im Jahr 1978 wurde bei einem an ALS erkrankten Zwilling eine gegenüber seinem gesunden Geschwister gesteigerte Antwort von Insulin auf Glukose festgestellt, was ein Hinweis auf eine gesteigerte Aktivität des SNS und der UCPs ist (4, 41, 42).

Da eine Beteiligung des SNS bei Ausbildung der ALS bisher nur als Randerscheinung und nicht als potentieller Vermittler betrachtet worden ist, liegen insgesamt wenig verwertbare und reproduzierbare Daten und Studien mit ausreichend Fallzahlen zu diesem Kontext vor.

Hinzu kommt, dass mit fortschreitendem Muskelschwund bei einer ALS konsequenterweise die MSNA zurückgeht, und daher unter anderem auch dieser Parameter nicht mehr als Nachweis nutzbar ist (40).

Es kann daher für einen Mediziner wichtig sein, den Zeitraum für die Aufnahme MSNA relevanter Parameter im Bezug auf die Progression einer ALS einzugrenzen. Da eine ALS sehr individuell verlaufen kann, ergeben sich entsprechende Schwierigkeiten, die Daten in der Gesamtheit interpretieren und vergleichen zu können.

In diesem Zusammenhang beschreibt allerdings eine vorläufige Studie die Behandlung von ALS Patienten mit Clenbuterol, ein Agonist von beta-Adrenorezeptoren. Bei gesunden Patienten induziert die Aktivierung von beta-Rezeptoren das Muskelwachstum, aber bei ALS Patienten konnten nur gesteigerte Nervosität, Krämpfe und Faszikulationen beobachtet werden ohne einen positiven Einfluss auf den Muskelschwund zu zeigen (43, 44).

Bezüglich der hier präsentierten Hypothese, dass in ALS Patienten das SNS bereits durch die entkoppelten Muskeln chronisch hyperaktiviert ist, können die aufgetretenen Symptome als ein Zeichen für eine weitere Belastung des SNS interpretiert werden.

Somit verbessert bei ALS Patienten die Behandlung von beta-Agonisten nicht die

Symptome, sondern diese verbleiben gleich bleibend beziehungsweise werden verschlechtert, ein Resultat welches konsistent mit der hier diskutierten Hypothese ist.

Darüber hinaus ist bereits bekannt, dass eine Hyperaktivität des SNS zu einer Ausprägung von Muskelschwund führt, eines der initialen Symptome bei einer ALS (45).

Der Zusammenhang zwischen dem SNS und dem Entkoppeln der Atmungskette zeigt sich auch daran, dass das SNS selbst die UCPs in den Muskelgeweben aktivieren könnte (46).

In diesem Zusammenhang hat es sich vor kurzem auch gezeigt, dass Mutationen im Gen für das Valosin-haltige Protein (VCP) bei einem gewissen Prozentsatz der familiären ALS Form nachgewiesen werden konnte (47).

Auffallend ist, dass VCP Mutationen in einigen Zelltypen eine erhöhte mitochondriale Entkopplung zeigen (48). Weiterführend konnte in einer Studien, bei der die UCP induzierende Substanz Pioglitazon zur Therapie einer ALS eingesetzt worden sind, der hier vorgestellten

Hypothese entsprechend keine Besserung der Symptome induzieren (49-51).

Es wurde als physiologische Antwort in gesunden Menschen nachgewiesen, dass die UCP Expression in Reaktion auf die Ausübung oder nach erschöpfendem Training erhöht ist, um der akuten Gefahr von gesteigerter ROS Produktion kurzfristig entgegen zu wirken (52, 53).

In diversen Studien wurde zudem dokumentiert, dass eine erhöhte Inzidenz für ALS immer wieder in Zusammenhang zu sportlichen Aktivitäten gesetzt werden kann (54-58).

Es ist allerdings nicht unbedingt von einem Zufall zu sprechen, dass ALS im englischen Sprachraum auch nach einem professionellem Sportler, dem Baseballspieler Heinrich Ludwig Gehrig, benannt ist (*Lou Gehrig Syndrome*). Auffällig ist hier, dass motorisches Verhalten wie die *fight or flight response* und auch körperliche Aktivität eine direkte Beteiligung der Motoneurone benötigt, welche das pathologische Hauptziel bei der ALS darstellen (59).

Die motorische Endplatte scheint bei der Modulierung der Biochemie in den Motoneuronen und der Entstehung einer ALS eine entscheidende Rolle zu spielen (60). Es konnte gezeigt werden, dass verstärktes Entkoppeln der Mitochondrien in den Muskeln zur Degeneration der motorischen Endplatte und der Motoneuronen führt (5). Allerdings ist bis heute nicht vollständig aufgeklärt, wie die molekulare Kommunikation von dem Skelettmuskel zu den Nervenzellen verläuft.

Die Kernaussage der hier vorgestellten Hypothese beurteilt die Bildung von UCP im Skelettmuskel als Ursache für die Ausprägung der ALS.

Eine direkte und mögliche Ableitung dieser Aussage ist demnach, dass mit steigender Muskelmasse ein gesteigerter Effekt von prinzipiell erhöhter Expression von UCPs auf die Motoneurondegeneration erwartbar wäre.

Ein solcher linearer Zusammenhang müsste sich dem entsprechend erhöhend auf die ALS Inzidenz auswirken. Nun finden sich in der

Literatur bedauerlicher Weise keine erhellenden Beispiele dafür, dass beispielsweise ein muskulöser Zwilling eher an einer ALS leiden könnte als sein schmächtigeres Geschwister, was allerdings anzunehmen wäre.

Im Vergleich der Geschlechter findet sich zwar ein erhöhter Anteil an Skelettmuskulatur sowie eine erhöhte UCP Aktivität bei jungen Männern im Vergleich zu Frauen, ob die beschriebenen angenommenen Effekte allerdings zu der erhöhten Inzidenz für ALS bei jungen Männern beitragen ist bisher nicht untersucht (31, 61).

Interessanter Weise allerdings gleicht sich im Alter das Geschlechterverhältnis für die Ausprägung einer ALS an, wobei dieser Effekt möglicherweise teilweise durch einen stärkeren Verlust von Muskelmasse bei Männern im Alter im Vergleich zu Frauen erklärbar wäre (62, 63).

Eine Ableitung im Bezug auf die Hypothese, dass die gesteigerte Aktivität des SNS als eine Ursache für die Ausprägung einer ALS in Betracht gezogen werden könnte wäre, dass

Personengruppen mit einer *per se* niedrigeren SNS Aktivität eine geringere ALS Inzidenz zeigen sollten.

Für eine gute Beurteilung müssten jedoch sehr große, randomisierte Personengruppen untersucht werden um eine ausreichende statistisch relevante Basis zum Vergleich erkrankter und nicht erkrankter Personen zu gewährleisten.

Anzubringen in diesem Kontext wäre die Beobachtung, dass in einer sehr umfassend angelegten Studie die Inzidenz für ALS in der afrikanischen Populationen geringer zu sein scheint als zum Beispiel im anglo-amerikanischen Raum, und ebenso wird in gleichen Raum entsprechend eine geringere SNS Aktivität dokumentiert (64, 65).

Ebenso kann in diesem Zusammenhang spekuliert werden, ob die im Vergleich zu älteren Menschen in Kindern und Jugendlichen vorliegende geringere MSNA Aktivität nicht ein protektiver Faktor ist der verantwortlich ist dafür, dass keine Fälle einer ALS im Kindesalter und kaum Fälle einer ALS im Alter unter 20 Jahren beschrieben worden sind (66, 67).

Gerade der Metaboreflex scheint für die Ausprägung einer ALS eine entscheidende Rolle zu spielen. Bei körperlicher Arbeit des Skelettmuskels entstehen Metabolite, welche die Aktivität der MSNA und des SNS über den Metaboreflex induzieren, wobei die genauen zellulären biochemischen Veränderungen noch nicht dokumentiert worden sind (68).

Der Metaboreflex wird auch durch den Blutdruck reguliert und während ein gewisser Prozentsatz der Bevölkerung Bluthochdruck ausprägt, fehlt dieser Sachverhalt bei ALS Patienten fast völlig (69).

Bluthochdruck scheint daher kein protektiver Faktor zu sein, sondern möglicher Weise ein Indikator für eine Beeinträchtigung der Blutdruckregulation bei einer ALS, da bei einer gesteigerten SNS Aktivität eine Steigerung des Blutdrucks und eventuell Bluthochdrucksymptome zu erwarten wären, was jedoch bei einer ALS gemäß der oben genannten Studie nicht zu beobachten ist.

Umgekehrt müsste bei einem niedrigen Blutdruck oder einer Hypotonie also das SNS aktiviert werden, so dass der Blutdruck entsprechend ansteigen kann. Bei einer ALS ist diese Regulation offensichtlich stark beeinträchtigt. Die zentrale Frage lautet somit: Warum ist das SNS trotz gesteigerter Aktivität bei einer ALS nicht in der Lage, den Blutdruck zu steigern?

Eine mögliche Antwort könnte die Region des Gehirns, welche bei der Regulation des Blutdrucks über die arteriellen Barorezeptoren eine entscheidende Rolle spielt, einschließen, die Medulla oblongata (70).

Fällt bei einem gesunden Menschen der Blutdruck ab, wird diese Information durch die Barorezeptoren erkannt und an die Medulla oblongata weiter geleitet. Das SNS reagiert entsprechend, um den Blutdruck wieder auf ein gewolltes Niveau zu erhöhen.

Der Metaboreflex ist im Prinzip ein wechselseitiger Gegenspieler des Baroreflexes (71). Das Wechselspiel aus Barorezeptor und Metaboreflex scheint zu gewährleisten, dass ein arbeitender Muskel zwar Sauerstoff über eine erhöhte Aktivität des SNS zugeführt bekommt, jedoch die resultierenden schädlichen Effekte durch ROS über eine gegenläufige Regulation des Blutdruck über den Metaboreflex minimiert werden.

Ob nun das Medikament Riluzol, welches bei ALS Patienten den Bluthochdruck induziert, genau auf Grundlage dieses Sachverhaltes eine Wirkung zeigt, vermag die Basis weiterer Untersuchungen sein (72).

Auf Grund der in ALS Patienten gesteigerten Aktivität der mitochondrialen Entkoppler und möglicherweise des Metaboreflexes sollte man erwarten, dass eine Fehlregulation des Blutdrucks zumindest in einem Teil der Patienten zu beobachten wäre.

Das dies nicht generell zu beobachten ist legt die Hypothese nahe, dass eine Fehlfunktion der Blutdruck regulierenden Regelkreise unter Einschluss der Umschaltstelle in der Medulla oblongata vorliegt.

Bemerkenswert im Zusammenhang mit einer potentiellen Beeinträchtigung der Medulla oblongata in ALS ist, dass eben genau dort die Pyramidenbahn und der Nervus hypoglossus, welcher die Zungenmuskulatur innerviert, entspringen, zwei Systeme die bekannter Weise pathologische Hauptziele der ALS darstellen.

Neben der Verknüpfung von durch verstärkter Entkopplung der ATP Produktion im Skelettmuskel hervorgerufenen Signalen mit Beeinträchtigungen in der Medulla oblongata lässt sich ebenfalls eine Verknüpfung zwischen dem Metaboreflex und anderen ALS beeinflussenden Faktoren herleiten.

Zum einen könnte eine unterschiedliche geschlechtsabhängigen ALS Inzidenz teilweise dadurch beeinflusst werden, dass Frauen eine Tendenz zu einer erniedrigten Metaboreflex Aktivierung zeigen (73). Ebenso könnte die geringere Inzidenz von ALS in übergewichtigen

Menschen mit einer verminderten Reaktion des Metaboreflexes in dieser Personengruppe im Zusammenhang stehen (74-76).

Weitere Hinweise auf den vermuteten Zusammenhang zwischen Metaboreflex und ALS Inzidenz ergeben sich dadurch, dass die Anwendung von Medikamenten die den Metaboreflex regulieren die Progression von ALS beeinflussen.

So wurde einerseits gezeigt, dass Aspirin, welches die Sensitivität des Metaboreflexes erhöht, sich beschleunigend auf eine ALS Progression beim Menschen auswirken kann (77), wobei Versuche in ALS Mausmodellen allerdings eine gegenteilige Wirkung zeigten (78, 79).

Weiterhin wurde in einem ALS Mausmodell bei Koffeingabe, eine Substanz welche den Metaboreflex über die Blockade von Adenosinrezeptoren inhibiert, eine Beschleunigung der ALS Ausbildung dokumentiert (80). Zum anderen wurde in einer Studie dargelegt, dass Koffein potentiell eine schützende Auswirkung beim Menschen haben könnte (81).

Jedoch fehlen konkrete und sichere Studien, wie viel Koffein über welchen Zeitraum eine adäquate Wirkung demonstrieren könnte. Sollte sich allerdings zeigen, dass die Aktivität des Metaboreflex bei der Entstehung und/oder Progression einer ALS tatsächlich eine entscheidende und negative Rolle spielt, so wie die Erkenntnisse aus Studien an Menschen suggerieren, müssen die gegenläufigen Erkenntnisse aus dem ALS-Mausmodell erneut kritisch betrachtet werden.

Weitere Hinweise zu dem hier dargestellten Zusammenhang zwischen Metaboreflex und ALS Inzidenz sollten sich zum Beispiel in Untersuchungen zur ALS Entstehungsrate ergeben in der eine Personengruppe mit veränderter Metaboreflexwirkungsweise untersucht wird, die zum Beispiel eine erhöhte Aktivität des Sympathikus aufweist.

In der Literatur sind einige solcher Fälle von erhöhter regionaler ALS Inzidenz beschrieben, und das wohl bekannteste Beispiel dürfte in der Pazifikregion Guam gefunden werden. Dort war gegen Mitte des vergangenen Jahrhunderts eine erschreckend hohe Zahl an ALS Erkrankungen festgestellt worden, welche allerdings aus noch nicht ganz geklärter Ursache immer weiter zurück gegangen ist (82, 83).

Verschiedene Auslöser für dieses ursprünglich hohe Vorkommen der ALS auf Guam sind vermutet worden, unter anderem genetische Ursachen, Infektionen oder auch Neurotoxine (84-86).

Zwar schließen metabolische Unterschiede zu gesunden Menschen in Guam bei ALS erkrankten Personen eine Störung der Mitochondrienfunktion respektive Entkopplung nicht aus (87-89).

Allerdings wird bis heute kontrovers diskutiert, welche Gründe das hohe Auftreten von ALS in Guam haben könnte. Direkte Hinweise auf einen Zusammenhang von hoher SNS Aktivität und der Region Guam konnten durch Literaturrecherche nicht heraus gearbeitet werden.

Insgesamt fehlen bisher Studien, welche konkret und detailliert die MSNA und SNS

Aktivität in bestimmten Populationen gerade dort beschreiben, wo eine regional erhöhte beziehungsweise erniedrigte ALS Inzidenz beobachtet werden konnte.

Trotz der Abwesenheit geeigneter Studien die einen direkten Zusammenhang zwischen MSNA und dem Metaboreflex sowie der ALS Inzidenz untersuchen, lassen sich dennoch weitere Hinweise zu diesem Zusammenhang aus der Literatur extrahieren (siehe Abbildung 2).

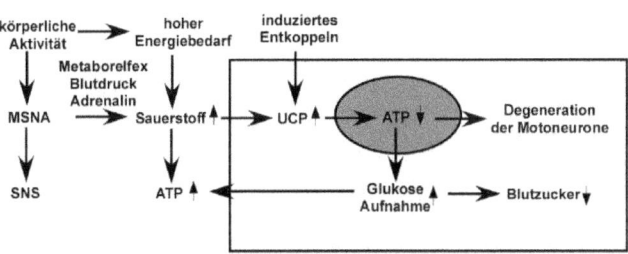

**Abb.2**: Schematische Übersicht der Zusammenhänge die zur Degeneration von Motoneurone führen

Körperliche Aktivität aktiviert das SNS über die MSNA und dem Metaboreflex, und führt zu einem Abfall des pH Wertes in den Muskeln (1).

Je niedriger der pH Wert hierbei wird, desto größer die MSNA. Dabei bewirkt die

43

Aktivität der UCPs eine Reduzierung des pH Wertes und aktiviert daher die MSNA (2).

Im Fall bei körperlicher Aktivität ist das sowohl ein notwendiger Mechanismus zur Bereitstellung von Sauerstoff durch die erhöhte SNS Aktivität als auch ein Schutzmechanismus gegen die hierdurch gestiegene Gefahr von erhöhter ROS Produktion.

Denn insbesondere die wichtigen Abwehrsysteme SOD und GST sind Abhängig von dem Redoxzustand in einer Zelle. In Phasen von erhöhter ROS oder Radikalproduktion werden die aktiven Komponenten von SOD und GST inaktiviert und benötigen Zeit, um wieder aufgeladen zu werden.

UCPs sind hiervon nicht betroffen und können auch dann arbeiten, wenn viel ROS gebildet wird.

Der beanspruchte Muskel wird dahingehend moduliert, dass er bei erneuter Aufnahme der körperlichen Aktivität besser vorbereitet ist: Er wird trainiert.

Dabei ist noch nicht ganz geklärt wie genau das SNS auf diese Veränderungen reagiert und welche Rolle der Metaboreflex beziehungsweise die Metaborezeptoren dabei spielen (68).

Der Muskel muss bei beziehungsweise nach Beanspruchung zum Beispiel stärker innerviert werden, und auch der Proteintransport entlang der Axone muss zunehmen. Zudem sind Veränderungen im Gehirn nach physikalischer Beanspruchung der Muskeln beschrieben worden (90).

Im Falle einer ALS geschieht möglicherweise das Gegenteil eines Trainingseffekts: Der Muskel schwindet, und die Motoneurone degenerieren. Wir beobachten das Phänomen eines "Anti-Trainings".

Möglicherweise führt ein noch nicht verstandener Signalweg durch eine Aktivierung der Entkoppler im Skelettmuskel zu einer Aktivierung der MSNA und des SNS.

Durch eine fehlgeleitete zentrale Kontrolle durch die Medulla oblongata gelangt dann in der Folge mehr Sauerstoff zu den Geweben und insbesondere zu den Muskeln, wo er allerdings nicht benötigt wird, da zunächst kein erhöhter ATP Bedarf besteht.

Das induzierte Entkoppeln der Mitochondrien in den Muskelzellen induziert somit über eine Feedback-Schleife möglicherweise fortlaufendes Entkoppeln, um Schäden durch zu viel vorliegenden Sauerstoff zu verhindern.

Ob und wie lange, respektive wie intensiv, diese Feedback-Schleife wirken muss um eine ALS zu initiieren, ist dabei unbekannt. Es lässt sich allerdings ableiten, dass Personen mit einer reduzierten Aktivität von SOD oder GST in erhöhter Weise gefährdet sind.

Auch und insbesondere wieso Motoneurone auf die Vorgänge im Skelettmuskel mit einer identischen Antwort, nämlich der erhöhten Entkopplung der Atmungskette reagieren, und letztlich einen ATP Verlust erleiden, ist ebenso unbekannt.

Es kann allerdings spekuliert werden, dass bereits die erhöhte Aktivität des SNS und in der

Folge die gesteigerte Anlieferung von Sauerstoff ausreichend ist, um die UCPs zu aktivieren.

Kommt es nun im Rahmen dieser Feedback-Schleife zu einer Situation, in der Energie durch die Atmungskette bereitgestellt werden soll aber durch das Entkoppeln nicht kann, entsteht ein pathologisches Energiedefizit.

Eine direkte Wirkung der SNS Aktivierung in den Motoneuronen, welche sehr anfällig sind gegenüber dem Verlust von ATP durch verstärktes Entkoppeln, wird vermutet (5, 6).

Unklar ist dabei auch, wie das gesamte System auf den eintretenden Energieabfall reagieren kann, denn durch fortschreitendes Entkoppeln und der Unfähigkeit Energie über die Atmungskette zu generieren, muss eine Zelle mit erhöhter Glukoseaufnahme reagieren, wie es bereits im BAT beim Menschen beschrieben worden ist (4).

**Kapitel III**

**Wie können die MSNA, das SNS und die UCPs bei einer ALS inhibiert werden?**

Wenn verstärktes Entkoppeln in den Muskelzellen und der konsequenten gesteigerten Aktivität des SNS tatsächlich ursächlich zur Entstehung einer ALS beiträgt, so würden sich neue Therapieoptionen anbieten.

Zum Einen besteht prinzipiell die Möglichkeit, die Aktivität des SNS zu modulieren. Verschiedene sogenannte Betablocker (i.e. Beta-Adrenozeptor-Antagonisten) verhindern die Aktionen des SNS über dessen Effektoren Adrenalin und Noradrenalin.

In dem Zusammenhang wurde ein sympathischer Block bereits benutzt, um bei multipler Sklerose eine Spastik zu therapieren, welche ebenso ein Symptom bei einer ALS darstellt (91).

Weitere eher konservative Möglichkeiten bieten sich durch den Einsatz von klassischer

Musik oder die Anwendung körperlicher Massagen, welche beruhigend und in der Tat inhibierend auf das SNS wirken können (92-95).

Man mag in dem Zusammenhang von einem Tropfen auf den heißen Stein sprechen, was eine mögliche unterstützende Therapie mit klassischer Musik oder Massagen angeht. Allerdings scheint die Entstehung einer ALS zumindest verschiedene Defizite oder direkte Auslöser zu benötigen. So könnte eine Behandlung ebenso multifaktoriell wirken, und dabei jede noch so gering aussehende Möglichkeit nützlich sein.

Zum anderen kann versucht werden, das verstärkte Entkoppeln direkt zu verhindern. Hierbei zeigte sich bereits die Anwendung von Genipin *in vivo* als möglich, welches in der Lage ist UCP2 zu inhibieren, und dadurch den ATP Level zu erhöhen (96, 97).

Genipin ist ein Glykosid, welches in gewissen Mengen in Extrakten aus Gardenienfrüchten nachgewiesen werden konnte (98). Jedoch ist noch nicht untersucht worden, auf welchem Wege und in welcher Menge diese

Substanz verabreicht werden müsste, um im Skelettmuskel oder in Neurone wirken zu können, zumal Genipin mit Aminosäuren zu einem blauen Pigment reagieren kann (99).

Allerdings verbleibt durch geeignete Studien zu klären, ob das Entkoppeln die faktische Ursache für die Entstehung einer ALS ist, und eine Inhibition der Entkopplung und des dadurch konsequenten Anstiegs des ATP Levels die fortschreitende Degeneration aufhalten kann.

Schließlich besteht auch die therapeutische Option, die MSNA zu inhibieren, welche in jungen Menschen weitaus niedriger ist als in älteren Menschen, und ALS eine Erkrankung ist, die Menschen ab dem Alter von 20 Jahren, in sehr seltenen Fällen auch ab dem Alter von 16 Jahren befällt, Kinder jedoch nicht betrifft (66, 67). Es gibt jedoch mannigfaltige Faktoren wie möglicherweise die MSNA, die in Kindern protektiv beziehungsweise im Alter induzierend auf eine ALS-Entstehung wirken könnten.

Bei der Betrachtung der ALS insgesamt kann angenommen werden, dass wie oben erwähnt mehrere Auslöser zusammenspielen müssten, um die hier vorgestellte Entgleisung des SNS aufgrund verstärkter UCP und MSNA Aktivität zu einer ALS werden zu lassen.

Möglicherweise existiert eine Art physiologische Grenze, bis zu welcher zum einen die Entkopplungsaktivität und zum anderen der ATP Verlust keinerlei schwerwiegenden Auswirkungen zeigt, weil bis zu einem gewissen Grad kompensiert werden kann (siehe Abbildung 3).

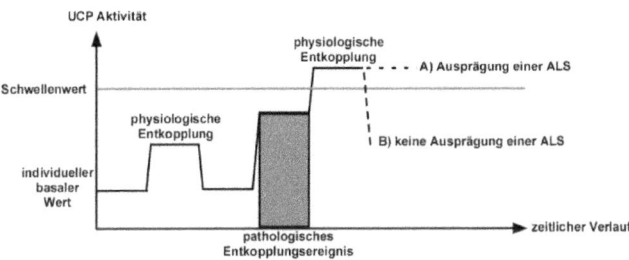

**Abb.3**: Prinzip der Auswirkungen eines Energieverlustes durch Entkoppler

Die Muskelmasse *per se* scheint hierbei ebenso eine Rolle zu spielen. Erst, wenn mehrere Auslöser des Entkoppelns und/oder der SNS Aktivierung zusammen kommen, womöglich über einen längeren Zeitraum, entgleist das System,

51

verliert die Fähigkeit zur Kompensation und entwickelt eine ALS.

Falls eine Therapie der ALS mit den oben genannten Optionen der MSNA/SNS und UCP Modulation möglich wäre, so sollte zusätzlich auch solche potentiellen auslösenden Faktoren individuell identifiziert und, falls möglich, vermieden werden.

Ein weiterer zu betrachtender Faktor, welcher die UCP Aktivität moduliert, ist die Schilddrüse beziehungsweise sind die Schilddrüsenhormone Triiodthyronin und Thyroxin (100-103).

Metabolische Veränderungen bei einer ALS wurden mit dem Auftreten einer Schilddrüsenerkrankung korreliert (104). Darüber hinaus existieren klinische Studien, welche die Schilddrüsenfunktion bei der ALS dokumentieren (105-107).

Jedoch scheint bei ALS Patienten die Schilddrüse innerhalb normaler Parameter zu funktionieren, zumindest zu dem Zeitpunkt, wo die ALS bereits ausgeprägt worden ist.

Leider liegen keine Studien vor zu Patienten, deren Schilddrüsenwerte dokumentiert worden sind, bevor bei diesen eine ALS Symptomatik entstanden ist.

Allerdings kann eine chronische Schilddrüsenüberfunktion eine ALS imitieren, so dass die Schilddrüsenfunktion durchaus als möglicher kritischer Faktor bei der Entstehung einer ALS gewertet werden kann (108).

Im direkten Zusammenhang der multifaktoriellen Entstehung einer ALS kann in Betracht gezogen werden, dass Menschen mit einer Schilddrüsenproblematik anfälliger für eine Ausprägung einer ALS sind, wenn sie zusätzlich noch Kontakt zu Herbiziden oder Schwermetallen haben. Spezielle Berufsgruppen müssten hiernach überwacht werden, um die Ausprägung einer ALS zu vermeiden.

Zuletzt vermag man zu spekulieren, ob die Motoneurone durch das induzierte und verstärkte Entkoppeln ausgelöst in den Muskelzellen nun ebenso einen ATP Verlust erleiden, und über einen Feedback Mechanismus eben genau die Ursache ihres Energieproblems beseitigen wollen und müssen.

Der Feedback Mechanismus bleibt jedoch durch eine Störung im regulatorischen System aufrecht erhalten, was zu einer Degeneration des auslösenden Muskels und des energiedefizienten Neurons führt.

Es ist sicherlich so, dass die Wirkung des Entkoppelns systemische Auswirkungen zeigt, da beispielsweise eine erhöhte Insulinresistenz bei der ALS beobachtet werden konnte (109).

Wenn nun ein gesteigertes Entkoppeln konsequenterweise eine erhöhte Glukoseaufnahme bewirkt, so hat das wiederum direkte Auswirkungen auf den Blutzucker und dessen Regulator Insulin. Interessant hierbei ist die Tatsache, dass die Insulinausschüttung ebenfalls durch Entkoppler reguliert wird.

Zu diesem Zeitpunkt erscheint die Herleitung der möglichen Entstehung einer ALS durch eine erhöhte Aktivität des SNS durch induziertes Entkoppeln in den Muskelzellen spekulativ.

Es fehlen konkrete Studien, welche detailliert die SNS und UCP Aktivitäten und dessen Auswirkungen zu bestimmten Zeitpunkten vor beziehungsweise auch während einer ALS in unterschiedlichen Geweben darstellen.

Studien an Nagetieren sind dabei womöglich nicht hilfreich und sollten zur Vermeidung von weiteren Konfusionen nicht durchgeführt werden.

Es verbleit in diesem Zusammenhang ebenso spekulativ aber nicht ausgeschlossen, dass ein bestimmter Skelettmuskel beziehungsweise die Reizung eines bestimmten Nervs im Körper für die Initiation einer ALS verantwortlich sein muss.

So ist beispielsweise der Ischiasnerv der größte Nerv des Körpers, welcher bei einer Reizung nicht nur Schmerzen verursacht, sondern ebenso für eine systemische Beeinträchtigung wie die ALS verantwortlich sein könnte.

So mehren sich in neuerer Zeit die Veröffentlichungen, welche einen Bezug von mitochondrialen Entkopplern zur ALS beschreiben.

Neben der beschleunigten Progression der ALS bei induziertem Entkoppeln wurde beispielsweise bereits nachgewiesen, dass die Substanz 4-HNE im Blut von ALS-Patienten erhöht vorliegt, und 4-HNE ist in der Lage, UCPs zu induzieren.

Jedoch ist hierbei die Frage, was ist die Ursache und was ist die Wirkung, noch vollkommen ungeklärt. Darüber hinaus entwickeln sich bei einer langjährig ausprägenden Erkrankung wie die ALS auch sekundäre und tertiäre Phänomene. So muss zukünftig geklärt werden, dass 4-HNE als eine Antwort auf den verstärkten Stresspegel bei der ALS hochreguliert wird.

Zudem kann durch gezieltere Analysen und Studien, durchgeführt auf Grundlage der Kernaussagen dieses Buches mit dem Fokus auf mitochondriale Entkoppler, zukünftig eine Ursache für die Entstehung der ALS isoliert werden.

# Quellenangaben

1.      Victor RG, Bertocci LA, Pryor SL, Nunnally RL. Sympathetic nerve discharge is coupled to muscle cell pH during exercise in humans. J Clin Invest. 1988 Oct;82(4):1301-5.

2.      Buckler KJ, Vaughan-Jones RD. Effects of mitochondrial uncouplers on intracellular calcium, pH and membrane potential in rat carotid body type I cells. J Physiol. 1998 Dec 15;513 ( Pt 3):819-33.

3.      Slocum N, Durrant JR, Bailey D, Yoon L, Jordan H, Barton J, et al. Responses of brown adipose tissue to diet-induced obesity, exercise, dietary restriction and ephedrine treatment. Exp Toxicol Pathol. 2012 Apr 27.

4.      Virtanen KA, Lidell ME, Orava J, Heglind M, Westergren R, Niemi T, et al. Functional brown adipose tissue in healthy adults. N Engl J Med. 2009 Apr 9;360(15):1518-25.

5.      Dupuis L, Gonzalez de Aguilar JL, Echaniz-Laguna A, Eschbach J, Rene F, Oudart H, et al. Muscle mitochondrial uncoupling dismantles neuromuscular junction and triggers distal degeneration of motor neurons. PLoS One. 2009;4(4):e5390.

6.      Kaal EC, Vlug AS, Versleijen MW, Kuilman M, Joosten EA, Bar PR. Chronic mitochondrial inhibition induces selective motoneuron death in vitro: a new model for amyotrophic lateral sclerosis. J Neurochem. 2000 Mar;74(3):1158-65.

7.      Dupuis L, di Scala F, Rene F, de Tapia M, Oudart H, Pradat PF, et al. Up-regulation of mitochondrial uncoupling protein 3 reveals an early muscular metabolic defect in amyotrophic lateral sclerosis. FASEB J. 2003 Nov;17(14):2091-3.

8.      Distelmaier F, Koopman WJ, Testa ER, de Jong AS, Swarts HG, Mayatepek E, et al. Life cell quantification of mitochondrial membrane potential at the single organelle level. Cytometry A. 2008 Feb;73(2):129-38.

9.      Yonezawa T, Kurata R, Hosomichi K, Kono A, Kimura M, Inoko H. Nutritional and hormonal regulation of uncoupling protein 2. IUBMB Life. 2009 Dec;61(12):1123-31.

10.      Oliver P, Pico C, Palou A. Differential expression of genes for uncoupling proteins 1, 2 and 3 in brown and white adipose tissue depots during rat development. Cell Mol Life Sci. 2001 Mar;58(3):470-6.

11.      Rupprecht A, Brauer AU, Smorodchenko A, Goyn J, Hilse KE, Shabalina IG, et al. Quantification of uncoupling protein 2 reveals its main expression in immune cells and selective up-regulation during T-cell proliferation. PLoS One. 2012;7(8):e41406.

12.      Deavall DG, Martin EA, Horner JM, Roberts R. Drug-induced oxidative stress and toxicity. J Toxicol. 2012;2012:645460.

13.      Grieb P. Transgenic models of amyotrophic lateral sclerosis. Folia Neuropathol. 2004;42(4):239-48.

14.      Bocci T, Pecori C, Giorli E, Briscese L, Tognazzi S, Caleo M, et al. Differential motor neuron impairment and axonal regeneration in sporadic and familiar amyotrophic lateral sclerosis with SOD-1 mutations: lessons from neurophysiology. Int J Mol Sci. 2011;12(12):9203-15.

15.      Kilness AW, Hichberg FH. Amyotrophic lateral sclerosis in a high selenium environment. JAMA. 1977 Jun 27;237(26):2843-4.

16.      Shilo S, Aharoni-Simon M, Tirosh O. Selenium attenuates expression of MnSOD and uncoupling protein 2 in J774.2 macrophages: molecular mechanism for its cell-death and antiinflammatory activity. Antioxid Redox Signal. 2005 Jan-Feb;7(1-2):276-86.

17.      Adams CR, Ziegler DK, Lin JT. Mercury intoxication simulating amyotrophic lateral sclerosis. JAMA. 1983 Aug 5;250(5):642-3.

18.      Konigsberg M, Lopez-Diazguerrero NE, Bucio L, Gutierrez-Ruiz MC. Uncoupling effect of mercuric chloride on mitochondria isolated from an hepatic cell line. J Appl Toxicol. 2001 Jul-Aug;21(4):323-9.

19.      Miccadei S, Floridi A. Sites of inhibition of mitochondrial electron transport by cadmium. Chem Biol Interact. 1993 Dec;89(2-3):159-67.

20.      Bar-Sela S, Reingold S, Richter ED. Amyotrophic lateral sclerosis in a battery-factory worker exposed to cadmium. Int J Occup Environ Health. 2001 Apr-Jun;7(2):109-12.

21.     Vinceti M, Guidetti D, Bergomi M, Caselgrandi E, Vivoli R, Olmi M, et al. Lead, cadmium, and selenium in the blood of patients with sporadic amyotrophic lateral sclerosis. Ital J Neurol Sci. 1997 Apr;18(2):87-92.

22.     Smith RG, Henry YK, Mattson MP, Appel SH. Presence of 4-hydroxynonenal in cerebrospinal fluid of patients with sporadic amyotrophic lateral sclerosis. Ann Neurol. 1998 Oct;44(4):696-9.

23.     Echtay KS, Esteves TC, Pakay JL, Jekabsons MB, Lambert AJ, Portero-Otin M, et al. A signalling role for 4-hydroxy-2-nonenal in regulation of mitochondrial uncoupling. EMBO J. 2003 Aug 15;22(16):4103-10.

24.     Curti D, Malaspina A, Facchetti G, Camana C, Mazzini L, Tosca P, et al. Amyotrophic lateral sclerosis: oxidative energy metabolism and calcium homeostasis in peripheral blood lymphocytes. Neurology. 1996 Oct;47(4):1060-4.

25.     Zhan L, Hanson KA, Kim SH, Tare A, Tibbetts RS. Identification of genetic modifiers of TDP-43 neurotoxicity in Drosophila. PLoS One. 2013;8(2):e57214.

26.     Peixoto PM, Kim HJ, Sider B, Starkov A, Horvath TL, Manfredi G. UCP2 overexpression worsens mitochondrial dysfunction and accelerates disease progression in a mouse model of amyotrophic lateral sclerosis. Mol Cell Neurosci. 2013 Oct 16.

27.     Matsumoto N, Worth RM, Kurland LT, Okazaki H. Epidemiologic study of amyotrophic lateral sclerosis in Hawaii. Identification of high incidence among Filipino men. Neurology. 1972 Sep;22(9):934-40.

28.     Caroscio JT, Mulvihill MN, Sterling R, Abrams B. Amyotrophic lateral sclerosis. Its natural history. Neurol Clin. 1987 Feb;5(1):1-8.

29.     Logroscino G, Beghi E, Zoccolella S, Palagano R, Fraddosio A, Simone IL, et al. Incidence of amyotrophic lateral sclerosis in southern Italy: a population based study. J Neurol Neurosurg Psychiatry. 2005 Aug;76(8):1094-8.

30.     Wijesekera LC, Leigh PN. Amyotrophic lateral sclerosis. Orphanet J Rare Dis. 2009;4:3.

31.     Rodriguez AM, Palou A. Uncoupling proteins: gender-dependence and their relation to body weight control. Int J Obes Relat Metab Disord. 2004 Feb;28(2):327-9.

32.     Witter RF, Newcomb EH, Stotz E. Studies of the mechanism of action of dinitrophenol. J Biol Chem. 1953 May;202(1):291-303.

33.     Sand P, Madsen S. [Dnitrophenol--a dangerous doping agent]. Tidsskr Nor Laegeforen. 2002 May 30;122(14):1363-4.

34.     Manuel M, Heckman CJ. Stronger is not always better: could a bodybuilding dietary supplement lead to ALS? Exp Neurol. 2011 Mar;228(1):5-8.

35.     De Matteis R, Lucertini F, Guescini M, Polidori E, Zeppa S, Stocchi V, et al. Exercise as a new physiological stimulus for brown adipose tissue activity. Nutr Metab Cardiovasc Dis. 2012 May 25.

36.     Chida K, Sakamaki S, Takasu T. Alteration in autonomic function and cardiovascular regulation in amyotrophic lateral sclerosis. J Neurol. 1989 Mar;236(3):127-30.

37.     Shindo K, Tsunoda S, Shiozawa Z. Increased sympathetic outflow to muscles in patients with amyotrophic lateral sclerosis: a comparison with other neuromuscular patients. J Neurol Sci. 1995 Dec;134(1-2):57-60.

38.     de Carvalho M, Nogueira A, Pinto A, Miguens J, Sales Luis ML. Reflex sympathetic dystrophy associated with amyotrophic lateral sclerosis. J Neurol Sci. 1999 Oct 31;169(1-2):80-3.

39.     Oey PL, Vos PE, Wieneke GH, Wokke JH, Blankestijn PJ, Karemaker JM. Subtle involvement of the sympathetic nervous system in amyotrophic lateral sclerosis. Muscle Nerve. 2002 Mar;25(3):402-8.

40.     Shindo K, Shimokawa C, Watanabe H, Iida H, Ohashi K, Nitta K, et al. Chronological changes of sympathetic outflow to muscles in amyotrophic lateral sclerosis. J Neurol Sci. 2004 Dec 15;227(1):79-84.

41.     Jokelainen M, Palo J, Lokki J. Monozygous twins discordant for amyotrophic lateral sclerosis. Eur Neurol. 1978;17(5):296-9.

42.     Spraul M, Anderson EA, Bogardus C, Ravussin E. Muscle sympathetic nerve activity in response to glucose ingestion. Impact of plasma insulin and body fat. Diabetes. 1994 Feb;43(2):191-6.

43.     Soraru G, Pegoraro E, Spinella P, Turra S, D'Ascenzo C, Baggio L, et al. A pilot trial with clenbuterol

in amyotrophic lateral sclerosis. Amyotroph Lateral Scler. 2006 Dec;7(4):246-8.

44.     Caruso JF, McLagan JR, Olson NM, Shepherd CM, Taylor ST, Emel TJ. beta(2)-Adrenergic agonist administration and strength training. Phys Sportsmed. 2009 Jun;37(2):66-73.

45.     Bacurau AV, Jardim MA, Ferreira JC, Bechara LR, Bueno CR, Jr., Alba-Loureiro TC, et al. Sympathetic hyperactivity differentially affects skeletal muscle mass in developing heart failure: role of exercise training. J Appl Physiol. 2009 May;106(5):1631-40.

46.     van Marken Lichtenbelt WD, Schrauwen P. Implications of nonshivering thermogenesis for energy balance regulation in humans. Am J Physiol Regul Integr Comp Physiol. 2011 Aug;301(2):R285-96.

47.     Johnson JO, Mandrioli J, Benatar M, Abramzon Y, Van Deerlin VM, Trojanowski JQ, et al. Exome sequencing reveals VCP mutations as a cause of familial ALS. Neuron. 2010 Dec 9;68(5):857-64.

48.     Bartolome F, Wu HC, Burchell VS, Preza E, Wray S, Mahoney CJ, et al. Pathogenic VCP Mutations Induce Mitochondrial Uncoupling and Reduced ATP Levels. Neuron. 2013 Mar 13.

49.     Foellmi-Adams LA, Wyse BM, Herron D, Nedergaard J, Kletzien RF. Induction of uncoupling protein in brown adipose tissue. Synergy between norepinephrine and pioglitazone, an insulin-sensitizing agent. Biochem Pharmacol. 1996 Sep 13;52(5):693-701.

50.     Dupuis L, Dengler R, Heneka MT, Meyer T, Zierz S, Kassubek J, et al. A randomized, double blind, placebo-controlled trial of pioglitazone in combination with riluzole in amyotrophic lateral sclerosis. PLoS One. 2012;7(6):e37885.

51.     Levine TD, Bowser R, Hank NC, Gately S, Stephan D, Saperstein DS, et al. A Pilot Trial of Pioglitazone HCl and Tretinoin in ALS: Cerebrospinal Fluid Biomarkers to Monitor Drug Efficacy and Predict Rate of Disease Progression. Neurol Res Int. 2012;2012:582075.

52.     Bo H, Jiang N, Ji L L, Zhang Y. Mitochondrial redox metabolism in aging: Effect of exercise interventions. Journal of Sport and Health Science. 2013.

53.     Liu WY, He W, Li H. Exhaustive training increases uncoupling protein 2 expression and decreases Bcl-2/Bax ratio in rat skeletal muscle. Oxid Med Cell Longev. 2013;2013:780719.

54.     Longstreth WT, Nelson LM, Koepsell TD, van Belle G. Hypotheses to explain the association between vigorous physical activity and amyotrophic lateral sclerosis. Med Hypotheses. 1991 Feb;34(2):144-8.

55.     Abel EL. Football increases the risk for Lou Gehrig's disease, amyotrophic lateral sclerosis. Percept Mot Skills. 2007 Jun;104(3 Pt 2):1251-4.

56.     Wicks P, Ganesalingham J, Collin C, Prevett M, Leigh NP, Al-Chalabi A. Three soccer playing friends with simultaneous amyotrophic lateral sclerosis. Amyotroph Lateral Scler. 2007 Jun;8(3):177-9.

57.     Beghi E, Logroscino G, Chio A, Hardiman O, Millul A, Mitchell D, et al. Amyotrophic lateral sclerosis, physical exercise, trauma and sports: results of a population-based pilot case-control study. Amyotroph Lateral Scler. 2010 May 3;11(3):289-92.

58.     Chio A, Mora G. Physical fitness and amyotrophic lateral sclerosis: dangerous liaisons or common genetic pathways? J Neurol Neurosurg Psychiatry. 2012 Apr;83(4):389.

59.     Heckman CJ, Lee RH, Brownstone RM. Hyperexcitable dendrites in motoneurons and their neuromodulatory control during motor behavior. Trends Neurosci. 2003 Dec;26(12):688-95.

60.     Krakora D, Macrander C, Suzuki M. Neuromuscular junction protection for the potential treatment of amyotrophic lateral sclerosis. Neurol Res Int. 2012;2012:379657.

61.     Janssen I, Heymsfield SB, Wang ZM, Ross R. Skeletal muscle mass and distribution in 468 men and women aged 18-88 yr. J Appl Physiol. 2000 Jul;89(1):81-8.

62.     Manjaly ZR, Scott KM, Abhinav K, Wijesekera L, Ganesalingam J, Goldstein LH, et al. The sex ratio in amyotrophic lateral sclerosis: A population based study. Amyotroph Lateral Scler. 2010 Oct;11(5):439-42.

63.     Doherty TJ. The influence of aging and sex on skeletal muscle mass and strength. Curr Opin Clin Nutr Metab Care. 2001 Nov;4(6):503-8.

64.      Marin B, Kacem I, Diagana M, Boulesteix M, Gouider R, Preux PM, et al. Juvenile and adult-onset ALS/MND among Africans: incidence, phenotype, survival: a review. Amyotroph Lateral Scler. 2012 May;13(3):276-83.

65.      Griffiths ME, Malan L, van Rooyen JM, Koekemoer G, Vorster CB. Silent ischemia is associated with subclinical atherosclerosis in African males: the sympathetic activity and ambulatory blood pressure in Africans study. Clin Exp Hypertens. 2012;34(5):363-9.

66.      Matsukawa T, Sugiyama Y, Watanabe T, Kobayashi F, Mano T. Gender difference in age-related changes in muscle sympathetic nerve activity in healthy subjects. Am J Physiol. 1998 Nov;275(5 Pt 2):R1600-4.

67.      Turner MR, Barnwell J, Al-Chalabi A, Eisen A. Young-onset amyotrophic lateral sclerosis: historical and other observations. Brain. 2012 Sep;135(Pt 9):2883-91.

68.      Hansen J, Thomas GD, Harris SA, Parsons WJ, Victor RG. Differential sympathetic neural control of oxygenation in resting and exercising human skeletal muscle. J Clin Invest. 1996 Jul 15;98(2):584-96.

69.      Armon C, Kurland LT, O'Brien PC, Mulder DW. Antecedent medical diseases in patients with amyotrophic lateral sclerosis. A population-based case-controlled study in Rochester, Minn, 1925 through 1987. Arch Neurol. 1991 Mar;48(3):283-6.

70.      Cravo SL, Campos RR, Colombari E, Sato MA, Bergamaschi CM, Pedrino GR, et al. Role of the medulla oblongata in normal and high arterial blood pressure regulation: the contribution of Escola Paulista de Medicina - UNIFESP. An Acad Bras Cienc. 2009 Sep;81(3):589-603.

71.      Kim JK, Sala-Mercado JA, Rodriguez J, Scislo TJ, O'Leary DS. Arterial baroreflex alters strength and mechanisms of muscle metaboreflex during dynamic exercise. Am J Physiol Heart Circ Physiol. 2005 Mar;288(3):H1374-80.

72.      Scelsa SN, Khan I. Blood pressure elevations in riluzole-treated patients with amyotrophic lateral sclerosis. Eur Neurol. 2000;43(4):224-7.

73.      Jarvis SS, VanGundy TB, Galbreath MM, Shibata S, Okazaki K, Reelick MF, et al. Sex differences in the modulation of vasomotor sympathetic outflow during static

handgrip exercise in healthy young humans. Am J Physiol Regul Integr Comp Physiol. 2011 Jul;301(1):R193-200.

74. Dupuis L, Corcia P, Fergani A, Gonzalez De Aguilar JL, Bonnefont-Rousselot D, Bittar R, et al. Dyslipidemia is a protective factor in amyotrophic lateral sclerosis. Neurology. 2008 Mar 25;70(13):1004-9.

75. Paganoni S, Deng J, Jaffa M, Cudkowicz ME, Wills AM. Body mass index, not dyslipidemia, is an independent predictor of survival in amyotrophic lateral sclerosis. Muscle Nerve. 2011 Jul;44(1):20-4.

76. Negrao CE, Trombetta IC, Batalha LT, Ribeiro MM, Rondon MU, Tinucci T, et al. Muscle metaboreflex control is diminished in normotensive obese women. Am J Physiol Heart Circ Physiol. 2001 Aug;281(2):H469-75.

77. Qureshi M, Shui A, Dibernardo AB, Brown RH, Jr., Schoenfeld DA, Cudkowicz ME. Medications and laboratory parameters as prognostic factors in amyotrophic lateral sclerosis. Amyotroph Lateral Scler. 2008 Dec;9(6):369-74.

78. Barneoud P, Curet O. Beneficial effects of lysine acetylsalicylate, a soluble salt of aspirin, on motor performance in a transgenic model of amyotrophic lateral sclerosis. Exp Neurol. 1999 Feb;155(2):243-51.

79. Kriz J, Nguyen MD, Julien JP. Minocycline slows disease progression in a mouse model of amyotrophic lateral sclerosis. Neurobiol Dis. 2002 Aug;10(3):268-78.

80. Potenza RL, Armida M, Ferrante A, Pezzola A, Matteucci A, Puopolo M, et al. Effects of chronic caffeine intake in a mouse model of amyotrophic lateral sclerosis. J Neurosci Res. 2013 Apr;91(4):585-92.

81. Beghi E, Pupillo E, Messina P, Giussani G, Chio A, Zoccolella S, et al. Coffee and amyotrophic lateral sclerosis: a possible preventive role. Am J Epidemiol. 2011 Nov 1;174(9):1002-8.

82. Arnold A, Edgren DC, Palladino VS. Amyotrophic lateral sclerosis; fifty cases observed on Guam. J Nerv Ment Dis. 1953 Feb;117(2):135-9.

83. Garruto RM, Yanagihara R, Gajdusek DC. Disappearance of high-incidence amyotrophic lateral sclerosis and parkinsonism-dementia on Guam. Neurology. 1985 Feb;35(2):193-8.

84.     Torres J, Iriarte LL, Kurland LT. Amyotrophic lateral sclerosis among Guamanians in California. Calif Med. 1957 Jun;86(6):385-8.

85.     Gibbs CJ, Jr., Gajdusek DC. Amyotrophic lateral sclerosis, Parkinson's disease, and the amyotrophic lateral sclerosis-Parkinsonism-dementia complex on Guam: a review and summary of attempts to demonstrate infection as the aetiology. J Clin Pathol Suppl (R Coll Pathol). 1972;6:132-40.

86.     Spencer PS, Nunn PB, Hugon J, Ludolph AC, Ross SM, Roy DN, et al. Guam amyotrophic lateral sclerosis-parkinsonism-dementia linked to a plant excitant neurotoxin. Science. 1987 Jul 31;237(4814):517-22.

87.     Koerner DR. Abnormal carbohydrate metabolism in amyotrophic lateral sclerosis and Parkinsonism-dementia on Guam. Diabetes. 1976 Nov;25(11):1055-65.

88.     Clapham JC, Arch JR, Chapman H, Haynes A, Lister C, Moore GB, et al. Mice overexpressing human uncoupling protein-3 in skeletal muscle are hyperphagic and lean. Nature. 2000 Jul 27;406(6794):415-8.

89.     Desport JC, Preux PM, Magy L, Boirie Y, Vallat JM, Beaufrere B, et al. Factors correlated with hypermetabolism in patients with amyotrophic lateral sclerosis. Am J Clin Nutr. 2001 Sep;74(3):328-34.

90.     Chaouloff F, Hemar A, Manzoni O. Local facilitation of hippocampal metabotropic glutamate receptor-dependent long-term depression by corticosterone and dexamethasone. Psychoneuroendocrinology. 2008 Jun;33(5):686-91.

91.     Sommer M. [Therapy of spasticity and ataxia in multiple sclerosis by sympathetic block]. Med Monatsschr. 1952 Feb;6(2):101-3.

92.     Standley JM. Music research in medical/dental treatment: meta-analysis and clinical applications. J Music Ther. 1986 Summer;23(2):56-122.

93.     Good M, Stanton-Hicks M, Grass JA, Cranston Anderson G, Choi C, Schoolmeesters LJ, et al. Relief of postoperative pain with jaw relaxation, music and their combination. Pain. 1999 May;81(1-2):163-72.

94.     Harmat L, Takacs J, Bodizs R. Music improves sleep quality in students. J Adv Nurs. 2008 May;62(3):327-35.

95.     Lindgren L, Rundgren S, Winso O, Lehtipalo S, Wiklund U, Karlsson M, et al. Physiological responses to touch massage in healthy volunteers. Auton Neurosci. 2010 Dec 8;158(1-2):105-10.

96.     Zhang CY, Parton LE, Ye CP, Krauss S, Shen R, Lin CT, et al. Genipin inhibits UCP2-mediated proton leak and acutely reverses obesity- and high glucose-induced beta cell dysfunction in isolated pancreatic islets. Cell Metab. 2006 Jun;3(6):417-27.

97.     Qiu W, Zhou Y, Jiang L, Fang L, Chen L, Su W, et al. Genipin inhibits mitochondrial uncoupling protein 2 expression and ameliorates podocyte injury in diabetic mice. PLoS One. 2012;7(7):e41391.

98.     Chen Y, Zhang H, Li YX, Cai L, Huang J, Zhao C, et al. Crocin and geniposide profiles and radical scavenging activity of gardenia fruits (Gardenia jasminoides Ellis) from different cultivars and at the various stages of maturation. Fitoterapia. 2010 Jun;81(4):269-73.

99.     Yang D, Zhou M, Wei W, Zhu H, Fan X. Preparation of a genipin blue from egg protein and genipin. Nat Prod Res. 2012;26(8):765-9.

100.    Gong DW, He Y, Karas M, Reitman M. Uncoupling protein-3 is a mediator of thermogenesis regulated by thyroid hormone, beta3-adrenergic agonists, and leptin. J Biol Chem. 1997 Sep 26;272(39):24129-32.

101.    Zhou YT, Shimabukuro M, Koyama K, Lee Y, Wang MY, Trieu F, et al. Induction by leptin of uncoupling protein-2 and enzymes of fatty acid oxidation. Proc Natl Acad Sci U S A. 1997 Jun 10;94(12):6386-90.

102.    Masaki T, Yoshimatsu H, Kakuma T, Hidaka S, Kurokawa M, Sakata T. Enhanced expression of uncoupling protein 2 gene in rat white adipose tissue and skeletal muscle following chronic treatment with thyroid hormone. FEBS Lett. 1997 Dec 1;418(3):323-6.

103.    Clement K, Viguerie N, Diehn M, Alizadeh A, Barbe P, Thalamas C, et al. In vivo regulation of human skeletal muscle gene expression by thyroid hormone. Genome Res. 2002 Feb;12(2):281-91.

104.    Appel SH, Stockton-Appel V, Stewart SS, Kerman RH. Amyotrophic lateral sclerosis. Associated clinical disorders and immunological evaluations. Arch Neurol. 1986 Mar;43(3):234-8.

105.    Kiessling WR. Thyroid function in 44 patients with amyotrophic lateral sclerosis. Arch Neurol. 1982 Apr;39(4):241-2.

106.    Iwasaki Y, Kinoshita M, Ikeda K, Takamiya K, Shiojima T. Amyotrophic lateral sclerosis and thyroid function. J Neurol. 1989 Sep;236(6):373-4.

107.    Rodriguez GE, Califano IM, Alurralde AM, Ercolano M, Silva MC, Sica RE. [Amyotrophic lateral sclerosis: its relationship with thyroid function and phosphate calcium metabolism]. Rev Neurol. 2003 Jan 16-31;36(2):104-8.

108.    Baek WS, Desai NP. ALS: pitfalls in the diagnosis. Pract Neurol. 2007 Apr;7(2):74-81.

109.    Reyes ET, Perurena OH, Festoff BW, Jorgensen R, Moore WV. Insulin resistance in amyotrophic lateral sclerosis. J Neurol Sci. 1984 Mar;63(3):317-24.